58 Ricette che prevengono l'ictus:

Soluzioni alimentari per sopravvivere all'ictus per una vita lunga e sana

Di

Joe Correa CSN

DIRITTO D'AUTORE

Questa pubblicazione è stata progettata per fornire informazioni accurate e autorevoli per quanto riguarda la materia disciplinata. Viene venduto con la consapevolezza che né l'autore né l'editore si impegnano a fornire consulenza medica. Se è necessario, consultare uno specialista. Questo libro è considerato una guida e non deve essere usato in alcun modo potenzialmente dannoso per la salute. Consultare un medico prima di iniziare questo piano nutrizionale per assicurarsi che sia adatto al caso.

RINGRAZIAMENTI

Questo libro è dedicato ai miei amici e parenti che hanno avuto malattie lievi o gravi e che mi hanno permesso di trovare una soluzione e apportare le modifiche necessarie alle loro vite.

58 Ricette che prevengono l'ictus:

Soluzioni alimentari per sopravvivere all'ictus per una vita lunga e sana

Di

Joe Correa CSN

CONTENUTI

Diritto d'autore

Ringraziamenti

Cenni sull'autore

Introduzione

58 Ricette che prevengono l'ictus: soluzioni alimentari per sopravvivere all'ictus per una vita lunga e sana

Altri titoli dell'autore

CENNI SULL'AUTORE

Dopo anni di ricerca, credo onestamente negli effetti positivi che una corretta alimentazione può avere su tutto il corpo e sulla mente. La mia conoscenza ed esperienza mi hanno aiutato a vivere in modo più sano nel corso degli anni e ho condiviso questo metodo con la famiglia e gli amici. Quanto più si sa di mangiare e bere sano, tanto prima si vorranno cambiare gli stili di vita e le abitudini alimentari.

La nutrizione è una parte fondamentale nel processo di mantenersi in buona salute e vivere più a lungo, quindi meglio iniziare da subito. Il primo passo è il più importante e il più significativo.

INTRODUZIONE

58 Ricette che prevengono l'ictus: soluzioni alimentari per sopravvivere all'ictus per una vita lunga e sana

Di Joe Correa CSN

L'ictus è una delle principali cause di morte in tutto il mondo. Stili di vita moderni, diete misere, e posti di lavoro sedentari sono la causa di queste statistiche sorprendenti. Negli Stati Uniti circa 800.000 persone muoiono per ictus ogni anno. Insieme alle malattie cardiache, al cancro, e agli incidenti, l'ictus è la principale causa di morte e deve essere preso sul serio.

Tenendo presente che ogni 40 secondi qualcuno muore per un ictus, è importante iniziare a pensare a tutto il sistema cardiovascolare e alla sua salute, compreso il cuore. La prevenzione è la chiave per ridurre la possibilità di contrarre questa terribile malattia.

Un ictus avviene quando il flusso di sangue al cervello viene interrotto. Questo può accadere quando l'intero vaso sanguigno viene bloccato o il vaso sanguigno cerebrale è rotto. In entrambi i casi, fa sì che il tessuto cerebrale muoia, portando ad una morte rapida e improvvisa. Questo è esattamente il motivo per cui un ictus è una grave condizione medica e deve essere trattato il più velocemente possibile.

Tuttavia, è necessario tenere a mente che un ictus può essere facilmente evitato. Il problema principale sta nel cattive abitudini alimentari che dovrebbero essere sostituite con una dieta sana. Questo include in primo luogo un'alimentazione biologica, leggera e con prodotti freschi per aiutare il tuo corpo ad affrontare le sfide quotidiane e a guarire se stesso, allo stesso tempo.

Questo libro è un eccellente collezione di ricette che aiuteranno il tuo sistema cardiovascolare a funzionare meglio riducendo quindi il rischio di avere un ictus. Queste ricette si basano su cibi biologici e naturali che sono pieni di grassi sani, carboidrati, proteine, vitamine e minerali.

Inoltre, questo libro offre alcune idee incredibilmente deliziose e vari modi di preparare questi piatti. Numerose combinazioni sostituiranno rapidamente la solita colazione, pranzo, merenda, o anche tipiche ricette per la cena. Prova ognuna di loro, scegli quelle che più ti piacciono e goditi una vita più sana!

58 RICETTE CHE PREVENGONO L'ICTUS: SOLUZIONI ALIMENTARI PER SOPRAVVIVERE ALL'ICTUS PER UNA VITA LUNGA E SANA

1.   Frittata alle patate dolci

Ingredienti:

6 grandi uova sbattute

1 peperone di medie dimensioni, a fette

1 piccola cipolla rossa, tritata finemente

1 tazza di patate dolci, a cubetti

2 spicchi d'aglio, schiacciati

¼ di tazza di formaggio Cheddar, grattugiato

1 cucchiaio di prezzemolo fresco tritato finemente

1 cucchiaio di olio extravergine di oliva

Preparazione:

In primo luogo, è necessario preparare le verdure. Mettere le patate in una pentola di acqua bollente e cuocerle per 10 minuti, o fino a quando diventano tenere. Togliere dal fuoco e scolare bene. Mettere da parte.

Sbattere le uova, il prezzemolo, e il formaggio in una ciotola media. Mescolare fino ad amalgamare e mettere da parte.

Ora, preriscaldare l'olio in una larga padella antiaderente a temperatura medio-alta. Aggiungere aglio schiacciato, cipolla, pepe e cuocere per 3-4 minuti, mescolando ogni tanto.

Aggiungere le patate e cuocere per altri 3 minuti. Versare il composto di uova sopra le verdure e mescolare in modo uniforme. Cuocere fino a quando le uova sono cotte e togliere dal fuoco.

Servire subito.

Informazioni nutrizionali per porzione: Kcal: 229, Proteine: 12.4g, Carboidrati: 15,6 g, Grassi: 13g

2.   Patate con aglio

Ingredienti:

3 grandi patate, sbucciate e lavate

3 cucchiai di olio extravergine d'oliva

4 spicchi d'aglio, tritati

1 piccola cipolla, tritata finemente

1 cucchiaio di timo fresco, tritato finemente

1 cucchiaino di rosmarino fresco tritato finemente

¼ cucchiaino di pepe nero, macinato al momento

Preparazione:

Mettere le patate in una pentola di acqua bollente e cuocere per 10 minuti, o finché sono tenere. Togliere dal fuoco e scolare bene. Sciacquare sotto acqua corrente fredda e poi scolarle di nuovo. Mettere da parte.

Preriscaldare l'olio in un pentolino a temperatura medio-alta. Aggiungere l'aglio e la cipolla e cuocere per 3 minuti. Incorporare il timo, il rosmarino e il pepe. Cuocere per altri 2 minuti e togliere dal fuoco.

Preriscaldare il grill ad una temperatura medio-alta. Spennellare le patate con miscela di olio e grigliare per 8-10 minuti, o fino a doratura.

Trasferire le patate su un piatto da portata e cospargere con il rimanente composto. Guarnire con panna acida e servire subito.

Informazioni nutrizionali per porzione: Kcal: 383, Proteine: 6.1g, Carboidrati: 48g, Grassi: 19.8g

3.   Vitello e peperoni in salsa di latte

Ingredienti:

1 lb di vitello magro, tagliato a bocconcini

½ tazza di brodo di pollo, non salato

2 grandi peperoni rossi, senza semi e dimezzati

4 cucchiai di latte, a basso contenuto di grassi

1 piccola cipolla, tritata finemente

1 cucchiaio di olio di oliva

¼ cucchiaino di pepe nero macinato

Preparazione:

Preriscaldare l'olio in una casseruola a temperatura medio-alta. Aggiungere le braciole di carne e cuocere per 5 minuti, mescolando ogni tanto. Versare il brodo di pollo e cuocere per altri 5 minuti, fino a quando quasi tutto il liquido evapora. Togliere la carne e riscaldare la casseruola.

Gettare aglio e cipolla. Cuocere fino a quando sono trasparenti. Aggiungere i peperoni. Far cuocere per 2-3 minuti, o fino a quando i peperoni sono leggermente morbidi. Versare il latte e cuocere per 2 minuti. Togliere dal fuoco.

Servire la carne con peperoni e irrorare con la restante salsa di latte nella pentola. Servire caldo.

Informazioni nutrizionali per porzione: Kcal: 260, Proteine: 29g, carboidrati: 7g, Grassi: 12.6g

4.   Pesche dolci e arancia

Ingredienti:

2 grandi pesche, snocciolate e tritate

1 grande arancia, pelata

1 tazza di latte, magro

½ cucchiaino di estratto di ciliegia

1 banana grande

1 cucchiaio di semi di girasole

Preparazione:

Lavare le pesche e tagliarle a metà. Rimuovere i noccioli e tagliarle a pezzetti. Trasferire in un robot da cucina.

Sbucciare l'arancia e dividerla in spicchi. Trasferire in un robot da cucina. Sbucciate la banana e tagliarla a pezzi. Trasferire in un robot da cucina con latte, estratto di ciliegia, e frutta. Frullare per 2 minuti circa.

Trasferire nei bicchieri e cospargere di semi di girasole. Mettere in frigorifero per 15 minuti prima di servire.

Buon appetito!

Informazioni nutrizionali per porzione: Kcal: 157, Proteine: 4.9g, Carboidrati: 31.2g, Grassi: 2,6 g

5.   Uova strapazzate con funghi

Ingredienti:

1 tazza di funghi champignon, affettati

1 grande peperone verde, a fette

5 uova di grandi dimensioni

1 cucchiaio di scalogno

½ cucchiaino di origano secco, macinato

2 cucchiai di latte, a basso contenuto di grassi

1 cucchiaio di olio di oliva

¼ cucchiaino di pepe nero macinato

Preparazione:

Preriscaldare l'olio in una padella antiaderente a temperatura medio-alta. Aggiungere funghi e peperone. Cuocere per 5 minuti, o fino a quando sono inteneriti. Mescolare di tanto in tanto.

Nel frattempo, sbattere le uova con scalogno, origano, latte e pepe. Versare il composto in una padella e soffriggere per 3-5 minuti. Utilizzando una spatola di legno, raschiare le uova dal fondo della padella per cuocere in modo uniforme.

Togliere dal fuoco e servire subito.

Informazioni nutrizionali per porzione: Kcal: 276, Proteine: 18.1g, Carboidrati: 8g, Grassi: 20.1g

6.   Farina d'avena e carota

Ingredienti:

1 tazza di fiocchi d'avena

1 tazza di latte, magro

1 tazza di carote, precotte

¼ di cucchiaino di cannella, in polvere

1 cucchiaio di semi di lino

1 cucchiaio di miele

1 cucchiaio di noci del Brasile, tritate grossolanamente

Preparazione:

Lavare e pelare le carote. Tritarle a fettine sottili e metterle in una pentola di acqua bollente. Cuocere per 15 minuti, o fino a quando sono morbide. Togliere dal fuoco e scolare. Mettere da parte a raffreddare per un po'.

Nel frattempo, unire avena, latte, cannella e miele in un piatto per forno. Cuocere in un forno a microonde per 3 minuti e mettere da parte.

Ora, mettere le carote in un robot da cucina o un frullatore. Mixare fino a quando si riducono in purea e aggiungerle all'avena. Mescolare tutto bene e riscaldare in un forno a microonde alla temperatura desiderata.

Cospargere con le noci e semi di lino prima di servire.

Buon appetito!

Informazioni nutrizionali per porzione: Kcal: 322, Proteine: 11.2g, Carboidrati: 49.6g, Grassi: 9.6g

7.   Trota con pasta

Ingredienti:

1 lb di filetti di trota

8 once di pasta

1 tazza di salsa di pomodoro

2 cucchiai di olio extravergine d'oliva

1 cucchiaio di aceto balsamico

2 spicchi d'aglio, tritati

1 cucchiaino di mix di condimento italiano

¼ cucchiaino di origano secco, macinato

1 cucchiaio di prezzemolo fresco tritato finemente

1 cucchiaio di succo di limone

Preparazione:

Preparare la pasta utilizzando le istruzioni del pacchetto. Scolare la pasta e mettere da parte.

Preriscaldare l'olio in una padella a temperatura medio-alta. Aggiungere l'aglio e soffriggere per 2-3 minuti, o fino a quando si rosola. Ora, aggiungere i filetti di pesce e cospargere con aceto balsamico, mix di condimento italiano, origano, e succo di limone. Cuocere i filetti per 5 minuti su entrambi i lati, o fino a cottura ultimata. Togliere dal fuoco.

Ora, trasferire la pasta a servire nei piatti con i filetti di pesce. Cospargere con il prezzemolo e servire subito.

Informazioni nutrizionali per porzione: Kcal: 458, Proteine: 37.6g, Carboidrati: 35.1g, Grassi: 18.1g

8.   Insalata di spinaci e fragole

Ingredienti:

10 once di spinaci fresche, tritate grossolanamente

1 tazza di fragole, tritate

1 cetriolo di medie dimensioni, affettato

2 cucchiai di mandorle, tritate grossolanamente

2 cucchiai di succo d'arancia, appena spremuto

1 cucchiaio di olio extravergine di oliva

1 cucchiaio di miele

Preparazione:

Unire mandorle, succo d'arancia, olio e miele in una ciotola media. Mescolare bene e mettere da parte.

Lavare gli spinaci accuratamente sotto acqua corrente fredda. Scolare e tritare. Mettere da parte.

Lavare le fragole e tagliarle a bocconcini. Mettere da parte.

Lavare il cetriolo e tagliarlo a fettine sottili. Mettere da parte.

Ora, unire spinaci, fragole, e cetriolo in un'insalatiera. Mescolare bene e quindi irrorare con la salsa precedentemente preparata. Mescolare bene per condire e conservare in frigorifero per 20 minuti prima di servire.

Buon appetito!

Informazioni nutrizionali per porzione: Kcal: 141, Proteine: 4.6g, Carboidrati: 18.4g, Grassi: 7,3 g

9.   Fagioli stufati

Ingredienti:

10 once di fagioli, messi in acqua durante la notte

1 tazza di pomodori in scatola, a dadini

1 cucchiaio di concentrato di pomodoro

1 peperone medio

1 cucchiaio di olio di oliva

1 piccola cipolla, tritata finemente

2 spicchi d'aglio, schiacciati

1 patata di medie dimensioni, tritata

2 tazze di acqua

Preparazione:

Mettere a bagno i fagioli per una notte. Scolare bene e sciacquare sotto l'acqua corrente fredda. Scolare di nuovo e mettere da parte.

Mettere i fagioli in una pentola profonda e aggiungere 3 tazze di acqua. Portare ad ebollizione e continuare la cottura per 15 minuti. Togliere dal fuoco, scolare e mettere da parte.

Sbucciare la patata e tagliarla in piccoli pezzi. Metterla in una pentola di acqua bollente e cuocere per 5 minuti. Togliere dal fuoco e scolare bene. Mettere da parte.

Preriscaldare l'olio in una pentola dal fondo pesante su una temperatura medio-alta. Aggiungere l'aglio e le cipolle e soffriggere per 3-4 minuti, o fino a doratura.

Ora, aggiungere tutti gli altri ingredienti e portare ad ebollizione. Ridurre il fuoco al minimo e coprire con un coperchio. Cuocere per 30 minuti e togliere dal fuoco.

Servire caldo.

Informazioni nutrizionali per porzione: Kcal: 227, Proteine: 12.1g, Carboidrati: 39.8g, Grassi: 3g

10. Bistecche di sgombro con pomodorini

Ingredienti:

2 libbre di bistecche di tonno

3 spicchi d'aglio, schiacciati

4 cucchiai di olio extravergine d'oliva

1 cucchiaino di coriandolo fresco, tritato finemente

1 cucchiaio di rosmarino fresco tritato finemente

2 cucchiai di succo di limone, appena spremuto

¼ cucchiaino di pepe nero, macinato al momento

1 tazza di pomodori ciliegia, dimezzati

Preparazione:

Lavare i filetti di tonno sotto l'acqua corrente fredda e asciugare con carta da cucina.

In una piccola ciotola, unire l'olio, l'aglio, il coriandolo, il rosmarino, il succo di limone e il pepe. Mescolare bene per amalgamare. Stendere il composto sopra le bistecche di tonno.

Preriscaldare il grill ad una temperatura medio-alta. Grigliare le bistecche per circa 5-7 minuti su entrambi i lati, o fino al grado di cottura desiderato. Servire le bistecche con pomodorini freschi.

Informazioni nutrizionali per porzione: Kcal: 369, Proteine: 45.7g, Carboidrati: 2.2g, Grassi: 19g

11.   Insalata di more

Ingredienti:

1 tazza di more fresche

1 tazza di fragole, dimezzate

1 grande mela Granny Smith, tagliata in pezzi

1 grande cetriolo, a fette

1 tazza di panna acida, a basso contenuto di grassi

1 cucchiaio di miele

2 cucchiai di olio d'oliva

2 cucchiai di mandorle, tritate grossolanamente

1 cucchiaio di noci tritate grossolanamente

Preparazione:

Lavare e preparare frutta e verdura.

Unire la panna acida, mandorle, noci, miele e olio in una ciotola media. Mettere da parte per permettere ai sapori di fondersi.

Ora, unire more, fragole, mele e cetrioli in una grande insalatiera. Aggiungere il composto di panna acida e mescolare bene per ricoprire tutti gli ingredienti.

Mettete in frigorifero per 15 minuti prima di servire e buon divertimento!

Informazioni nutrizionali per porzione: Kcal: 296, Proteine: 4.3g, Carboidrati: 24.3g, Grassi: 22.2g

12.   Salmone alla griglia con patate

Ingredienti:

2 libbre di filetti di salmone

2 grandi patate, tagliate a bocconcini

3 cucchiai di succo di limone, appena spremuto

3 spicchi d'aglio, schiacciati

1 cucchiaio di basilico fresco, tritato finemente

1 cucchiaio di rosmarino fresco tritato finemente

4 cucchiai di olio di oliva

¼ cucchiaino di pepe nero macinato

Preparazione:

Lavare i filetti sotto l'acqua corrente fredda e asciugare con carta da cucina. Mettere da parte.

Sbucciare le patate e tagliarle a bocconcini. Mettere le patate in una pentola di acqua bollente e cuocere per 15 minuti, o fino a quando saranno morbide. Togliere dal fuoco e scolare. Mettere da parte.

In una grande ciotola, unire l'olio d'oliva, aglio, rosmarino, basilico, il succo di limone e il pepe. Mescolare bene per unire e mettere da parte.

Preriscaldare il grill ad una temperatura medio-alta. Spazzolare delicatamente i filetti con la salsa e metterli su una griglia.

Grigliare 2-3 minuti per lato, o fino al grado di cottura desiderato. Togliere dal fuoco e versare in un piatto di portata. Aggiungere le patate e condire con la salsa rimanente. Servire subito.

Informazioni nutrizionali per porzione: Kcal: 388, Proteine: 31.6g, Carboidrati: 20.4g, Grassi: 20.9g

13. Cremosa zuppa di porri

Ingredienti:

1 tazza di porri, tritati

1 patata media

1 carota grande, tritata

1 tazza di brodo di pollo, non salato

1 tazza di latte, magro

1 tazza di spinaci tritati

1 cucchiaio di prezzemolo tritato

¼ cucchiaino di pepe nero macinato

Preparazione:

Lavare e preparare le verdure. Mettere i porri, spinaci e sedano in una pentola di acqua bollente. Cuocere per 3 minuti e togliere dal fuoco. Scolare bene e mettere da parte.

Mettere la patata in una pentola di acqua bollente e cuocere per 5 minuti, o fino a quando diventa morbida. Togliere dal fuoco e scolare bene. Mettere da parte.

Ora, unire porri, patate, carote, spinaci in una pentola dal fondo pesante. Versare il brodo di pollo e il latte. Cospargere con pepe e prezzemolo. Portare ad ebollizione e poi abbassare il fuoco al minimo. Cuocere a fuoco lento per 15 minuti e togliere dal fuoco.

Servire caldo.

Informazioni nutrizionali per porzione: Kcal: 89, Proteine: 4g, carboidrati: 17.8g, Grassi: 0,3 g

14. Banana dolce con mandorle

Ingredienti:

1 banana grande, tritata

2 cucchiai di mandorle

1 tazza di yogurt greco

1 carota piccola, affettata

1 cucchiaino di vanillina

Preparazione:

Sbucciare la banana e tagliarla in piccoli pezzi. Mettere da parte.

Sbucciare le carote e tagliarle a fettine sottili. Mettere da parte.

Ora, unire banane, carote, mandorle, yogurt, e l'estratto di vaniglia in un robot da cucina o un frullatore. Frullare fino a rendere liscio il tutto e trasferire nei bicchieri. Cospargere con qualche mandorla in più e aggiungere un po' di ghiaccio prima di servire.

Buon appetito!

Informazioni nutrizionali per porzione: Kcal: 202, Proteine: 14.3g, Carboidrati: 24.4g, Grassi: 5,6 g

15. Cavolo verde con funghi

Ingredienti:

1 tazza di funghi shiitake, tritati

2 tazze di cavolo, tritato

2 spicchi d'aglio, tritati

2 cucchiai di olio extravergine d'oliva

2 cucchiai di succo di limone, appena spremuto

1 cucchiaio di senape Dijon

¼ cucchiaino di pepe nero

½ tazza di brodo di pollo, non salato

Preparazione:

In una ciotola media, unire 1 cucchiaio di olio di oliva, aglio, succo di limone, senape e pepe. Mescolare fino ad amalgamare e mettere da parte.

Preriscaldare l'olio rimanente in una grande casseruola antiaderente a temperatura medio-alta. Aggiungere i funghi e cuocere per 10 minuti. Trasferire i funghi in una ciotola e riutilizzare la padella.

Versare il brodo di pollo nella padella e aggiungere l'aglio. Portare ad ebollizione e quindi aggiungere il cavolo. Cuocere per 5 minuti poi abbassare la fiamma. Aggiungere i funghi e lasciar cuocere per altri 2 minuti. Togliere dal fuoco e versare in un piatto di portata. Condire con la salsa fatta in precedenza e servire subito.

Informazioni nutrizionali per porzione: Kcal: 185, Proteine: 4g, Carboidrati: 14.5g, Grassi: 14g

16.   Tacchino con zucchine

Ingredienti:

1 lb di petti di tacchino, senza pelle e disossati

1 grande zucchina, pelata e tritata

3 spicchi d'aglio, tritati

1 piccola cipolla, tritata finemente

3 cucchiai di olio extravergine d'oliva

¼ cucchiaino di pepe nero macinato

Preparazione:

Sbucciare le zucchine e tagliarle a metà. Raschiare i semi e tagliare in piccoli pezzi. Mettere in una pentola di acqua bollente e cuocere per 5 minuti, o finché sono tenere. Mettere da parte.

Ora, preriscaldare l'olio in una padella larga su una temperatura medio-alta. Aggiungere l'aglio e le cipolle e far cuocere per 3 minuti, o fino a doratura. Aggiungere i petti di tacchino e cuocere per 10 minuti ancora, mescolando ogni tanto. Inserire le zucchine e cospargere con un po' di pepe. Cuocere per 3 minuti e togliere dal fuoco.

Servire subito.

Informazioni nutrizionali per porzione: Kcal: 232, Proteine: 20.7g, Carboidrati: 9.9g, Grassi: 12.6g

17.   Stufato di gamberetti con cavolini di Bruxelles

Ingredienti:

1 lb di grandi gamberi, puliti e sgusciato

7 oz di cavoli di Bruxelles, puliti

5 once di okra

2 piccole carote, affettate

3 once di mais

2 tazze di brodo di pollo

2 pomodori grandi, tagliati a dadini

2 cucchiai di concentrato di pomodoro

½ cucchiaino di peperoncino, in polvere

¼ cucchiaino di pepe nero, macinato al momento

½ bicchiere di olio

1 cucchiaio di aceto balsamico

1 cucchiaio di rosmarino fresco tritato finemente

1 piccolo gambo di sedano, per la decorazione

2 cucchiai di panna acida

Preparazione:

Lavare i gamberetti sotto acqua corrente fredda e asciugare con carta da cucina. Mettere da parte.

Unire 3 cucchiai di olio d'oliva, aceto balsamico, il rosmarino e il pepe in una ciotola capiente. Mescolare bene e mettere i gamberi nella ciotola. Mescolare bene per rivestire e conservare in frigorifero per 20 minuti per permettere ai sapori di fondersi con i gamberetti.

Nel frattempo, lavare e preparare le verdure. Tagliare gli strati esterni dei cavoli di Bruxelles e affettare le carote.

Ora, preriscaldare l'olio rimanente in una pentola dal fondo pesante su una temperatura medio-alta. Aggiungere i cavolini di Bruxelles, okra, carote e sedano. Far rosolare per 5 minuti. Aggiungere i pomodori, il concentrato di pomodoro e il peperoncino. Cospargere con un po' di pepe e mescolare bene per unire. Cuocere per 3 minuti.

Scolare i gamberetti e aggiungerli al piatto. Versare circa 2 tazze di acqua e dare una buona mescolata. Ridurre il fuoco al minimo e far cuocere per 15 minuti. Aggiungere il mais e cuocere per 3 minuti più. Togliere dal fuoco e versare in un piatto di portata. Condire con panna acida e con la marinata di gamberetti.

Informazioni nutrizionali per porzione: Kcal: 193, Proteine: 15.7g, Carboidrati: 20.1g, Grassi: 7.2g

18. Tonno e patate dolci

Ingredienti:

1 lb di filetti di tonno

4 cucchiai di olio di oliva

1 cucchiaio di aceto balsamico

2 cucchiai di succo di limone

1 cucchiaio di mandorle tostate

¼ cucchiaino di pepe nero macinato

1 patata dolce di medie dimensioni

Preparazione:

In una ciotola media, unire l'olio, l'aceto, il succo di limone, la mandorla, e il pepe. Mescolare bene e mettere da parte per permettere di insaporirsi.

Sbucciare la patata e tagliarla in piccoli pezzi. Mettere in una pentola di acqua bollente. Cuocere per 20 minuti, o fino a quando diventa tenera. Togliere dal fuoco e mettere da parte.

Preriscaldare il grill elettrico ad una temperatura medio-alta. Spazzolare i filetti di tonno con la marinata e grigliare per circa 2-3 minuti per ogni lato.

Trasferire in un piatto da portata e servire con le patate. Condire tutto con la marinata e servire subito.

Informazioni nutrizionali per porzione: Kcal: 491, Proteine: 41.4g, Carboidrati: 8,7 g, Grassi: 32g

19. Insalata di ananas

Ingredienti:

1 tazza di pezzi di ananas

1 grande mango, tritato

1 tazza di lattuga iceberg, strappata

1 tazza di spinaci freschi, strappati

1 tazza di mirtilli

4 cucchiai di succo d'arancia, appena premuta

2 cucchiai di succo di limone

1 cucchiaio di miele

2 cucchiai di noci, tritate grossolanamente

Preparazione:

Unire succo d'arancia, succo di limone, miele, noci in una piccola ciotola. Mescolare per amalgamare e mettere da parte per permettere ai sapori di fondersi. Mettere da parte.

Lavare e preparare frutta e verdura.

Sbucciare e tagliare l'ananas e il mango in piccoli pezzi e mettere da parte.

In un grande colino, unire la lattuga e gli spinaci e lavare sotto l'acqua fredda corrente. Spezzare con le mani e mettere da parte.

Lavare i mirtilli e unire con ananas, mango, lattuga e spinaci in una grande insalatiera. Irrorare con la marinata e mettere in frigo per 15 minuti prima di servire.

Buon appetito!

Informazioni nutrizionali per porzione: Kcal: 192, Proteine: 3.5g, Carboidrati: 40,5g, Grassi: 3.9g

20. Cremoso quinoa con i datteri

Ingredienti:

1 tazza di quinoa, precotta

¼ di tazza di datteri, tritati

1 cucchiaio di anacardi, tagliati grossolanamente

1 cucchiaino di semi di zucca

¼ di cucchiaino di cannella, in polvere

1 tazza di latte, magro

1 cucchiaio di miele

Preparazione:

Mettere la quinoa in una pentola profonda. Aggiungere 3 tazze di acqua e portare ad ebollizione. Ridurre il fuoco al minimo e far cuocere per 15 minuti. Togliere dal fuoco e scolare. Mescolare una volta e mettere da parte.

Ora, unire quinoa, datteri, cannella, anacardi, il latte e il miele in una ciotola media. Mescolare bene per unire e trasferire nei piatti.

Cospargere con semi di zucca e servire subito.

Informazioni nutrizionali per porzione: Kcal: 192, Proteine: 3.5g, Carboidrati: 40,5g, Grassi: 3.9g

21. Muffin alla ciliegia

Ingredienti:

2 tazze di farina di grano saraceno

7 oz di ciliegie, denocciolate

3 cucchiaini di lievito in polvere

1 tazza di latte, magro

6 cucchiai di crema di formaggio light

1 cucchiaio di miele liquido

2 uova grandi

1 grossa pera, sbucciata e finemente tritata

Preparazione:

Preriscaldare il forno a 400 ° F.

In una ciotola media, unire la farina e il lievito. Mescolare bene e mettere da parte.

Lavare le ciliegie e le pere. Tagliare le ciliegie a metà e rimuovere il nocciolo. Sbucciare la pera e rimuovere il nocciolo. Tagliare a pezzi e mettere da parte.

Ora, unire pera, ciliegie, uova, latte e il miele in una grande ciotola. Mescolare bene per amalgamare e versare il composto sopra l'impasto di farina. Mescolare bene fino ad ottenere bella pasta.

Inserire per mezzo di un cucchiaio la miscela negli stampini unti in modo uniforme. Guarnire ogni muffin con la crema di formaggio.

Mettere in forno e cuocere per 25 minuti circa. Togliere dal forno e lasciar raffreddare.

Servire caldo.

Informazioni nutrizionali per porzione: Kcal: 278, Proteine: 9,4 g, carboidrati: 47.5g, Grassi: 7,3 g

22. Frullato con fragole e banana

Ingredienti:

1 tazza di fragole

1 banana grande

1 tazza di latte, magro

1 cucchiaio di semi di zucca

1 cucchiaino di vanillina

Preparazione:

Lavare le fragole sotto l'acqua fredda e tagliarle a metà. Trasferire in un frullatore.

Sbucciare la banana e tagliarla a pezzi. Aggiungere nel frullatore la banana con il latte e l'estratto di vaniglia. Frullare per 2 minuti per ottenere un composto cremoso.

Trasferire nei bicchieri e cospargere di semi di zucca. Mettere in frigorifero per 15 minuti, o aggiungere un po' di ghiaccio prima di servire.

Buon appetito!

Informazioni nutrizionali per porzione: Kcal: 116, Proteine: 4.2g, Carboidrati: 18.7g, Grassi: 3.3g

23.   Frittata al sedano e noce moscata

Ingredienti:

1 tazza di sedano tritato

1 grossa cipolla rossa tritata

¼ di cucchiaino di noce moscata, in polvere

6 uova grandi

1 cucchiaio di latte, a basso contenuto di grassi

1 cucchiaio di olio di oliva

Preparazione:

In una ciotola media, sbattere insieme le uova con la noce moscata e il latte. Mettere da parte.

Lavare e preparare il sedano e la cipolla. Mettere da parte.

Preriscaldare l'olio in una larga padella antiaderente su una temperatura medio-alta. Aggiungere la cipolla e soffriggere per 2 minuti. Ora, aggiungere il sedano e continuare la cottura per altri 2 minuti.

Versare il composto di uova nella padella e cuocere per 3-4 minuti, o fino a quando le uova sono ben cotte. Piegare la frittata e toglierla dalla padella.

Servire subito.

Informazioni nutrizionali per porzione: Kcal: 212, Proteine: 13.5g, Carboidrati: 6,8 g, Grassi: 14.9g

24. Zuppa di carciofi e porri

Ingredienti:

1 lb di porri tritati

1 cipolla media

1 tazza di carciofo, tritato

1 cucchiaio di olio di oliva

1 cucchiaio di prezzemolo fresco tritato finemente

3 tazze di brodo vegetale, non salato

2 cucchiai di succo di limone, appena spremuto

¼ cucchiaino di pepe nero macinato

Preparazione:

Preriscaldare l'olio in una pentola dal fondo pesante su una temperatura medio-alta. Aggiungere le cipolle e soffriggere per circa 2-3 minuti.

Ora, aggiungere porri, carciofi, e succo di limone. Mescolare bene e cuocere per 2 minuti. Aggiungere il brodo vegetale e cospargere con un po' di pepe a piacere. Mescolare ancora e cuocere per 15 minuti. Togliere dal fuoco.

Utilizzando un grande colino, drenare tutto il liquido su un altro piatto. Trasferire le verdure in un robot da cucina e mescolare bene. Rimettere in pentola con il brodo. Scaldare per 4-5 minuti e servire subito.

Informazioni nutrizionali per porzione: Kcal: 102, Proteine: 4,5 g, carboidrati: 15.4g, Grassi: 4,5 g

25. Vitello al forno con carote

Ingredienti:

1 lb di vitello magro, tagliato a bocconcini

1 cucchiaio di farina di grano saraceno

2 cucchiai di olio d'oliva

1 carota di medie dimensioni, tritata

1 tazza di salsa di pomodoro

1 cucchiaio di aceto balsamico

¼ cucchiaino di pepe nero, macinato al momento

1 cucchiaio di timo fresco, tritato finemente

Preparazione:

Preriscaldare il forno a 400 ° F.

Unire farina, aceto, salsa di pomodoro, aceto e un cucchiaio di olio d'oliva. Mescolare bene per amalgamare e mettere da parte.

Ungere una grande teglia da forno con olio. Stendere le braciole di carne in modo uniforme. Cospargere con pepe e timo, e spremere con le mani per strofinare le spezie. Inserire le fette di carota tra le braciole di carne e metterle in forno.

Cuocere in forno per circa 15 minuti e poi aggiungere la miscela di salsa di pomodoro. Stendere uniformemente e continuare a cuocere per altri 5 minuti. Togliere dal forno e servire caldo.

Informazioni nutrizionali per porzione: Kcal: 102, Proteine: 4,5 g, Carboidrati: 15.4g, Grassi: 4,5 g

26. Farina d'avena con semi di lino

Ingredienti:

4 albicocche medie, tritate

1 tazza di latte, magro

1 cucchiaio di miele

1 cucchiaio di semi di lino

1 tazza di avena

Preparazione:

Lavare le albicocche e tagliarle a metà. Rimuovere i noccioli e tagliare a pezzetti. Trasferire in un piatto profondo e aggiungere 2 tazze di acqua. Portare ad ebollizione e cuocere per 2 minuti. Togliere dal fuoco e scolare. Mettere da parte a raffreddare per un po'.

Unire farina d'avena, latte, miele e semi di lino. Mescolare bene e mettere in forno a microonde. Scaldare per 1 minuto e poi aggiungere le albicocche.

Servire subito.

Informazioni nutrizionali per porzione: Kcal: 300, Proteine: 11g, Carboidrati: 51G, Grassi: 6.7g

27. Petto di tacchino con rucola

Ingredienti:

1 lb di petti di tacchino, senza pelle e disossato

1 tazza di rucola fresca tritata

1 grande pomodoro a dadini

3 cucchiai di olio d'oliva

2 cucchiai di succo di limone, appena spremuto

½ cucchiaino di pepe nero, macinato al momento

1 cucchiaino di timo essiccato, macinato

Preparazione:

In una grande ciotola, unire rucola, pomodoro, succo di limone e pepe. Mescolare bene per unire e trasferire in un frullatore. Formare una crema e mettere da parte.

Preriscaldare l'olio in una padella antiaderente a temperatura medio-alta. Aggiungere i petti di tacchino e cospargere con del timo. Cuocere per 4-5 minuti per lato, o fino a cottura desiderata.

Trasferire in un piatto da portata e versare sopra la crema di rucola. Servire con alcuni spicchi di limone o cospargere con la scorza di limone. Tuttavia, questo è facoltativo.

Buon appetito!

Informazioni nutrizionali per porzione: Kcal: 294, Proteine: 26.7g, Carboidrati: 9.6g, Grassi: 16.8g

28. Pasta con patate dolci

Ingredienti:

1 lb di penne integrali

2 pomodori grandi, tagliati a dadini

3 cucchiai di concentrato di pomodoro

2 patate dolci medie, tritate

2 cucchiai di panna acida

1 cucchiaio di aceto balsamico

1 cucchiaino di origano secco

½ cucchiaino di mix di condimento italiano

1 cucchiaio di prezzemolo fresco tritato finemente

Preparazione:

Cuocere la pasta utilizzando le istruzioni del pacchetto. Togliere dal fuoco e scolare bene. Mettere da parte.

Sbucciare le patate e tagliarle a pezzetti. Mettere in una pentola di acqua bollente e cuocere fino a renderle tenere. Togliere dal fuoco e scolare bene. Mettere da parte a raffreddare per un po'.

Preriscaldare l'olio in una padella a temperatura medio-alta. Aggiungere pomodori, concentrato di pomodoro, origano, e mix di condimento italiano. Mescolare bene e cuocere per 2 minuti. Aggiungere le patate dolci e la panna acida. Cuocere per 2 minuti ancora e togliere dal fuoco.

Trasferire la pasta a servire nei piatti cospargendo con salsa di pomodoro. Guarnire con un po' di prezzemolo fresco e servire subito.

Informazioni nutrizionali per porzione: Kcal: 304, Proteine: 10,4g, Carboidrati: 59.6g, Grassi: 2,9 g

29.   Polenta ai peperoni

Ingredienti:

1 tazza di amido di mais

3 tazze di acqua

1 piccola cipolla, tritata finemente

1 peperone rosso di medie dimensioni, tritato

1 peperone verde di medie dimensioni, tritato

1 cucchiaio di olio vegetale

½ tazza di panna acida, a basso contenuto di grassi

Preparazione:

Versare l'acqua in una pentola profonda. Portare ad ebollizione e poi mescolare delicatamente l'amido di mais. Cuocere per 20 minuti a temperatura media. Mescolare costantemente fino a quando miscela si addensa bene. Togliere dal fuoco e mettere da parte.

Preriscaldare l'olio in una padella antiaderente a temperatura medio-alta. Aggiungere la cipolla e soffriggere fino a doratura. Ora, aggiungere i peperoni e cuocere per 5 minuti, o fino a quando saranno morbidi. Togliere dal fuoco e mettere da parte.

Trasferire la polenta nei piatti da portata con peperoni e cipolla. Guarnire con panna acida e servire subito.

Informazioni nutrizionali per porzione: Kcal: 304, Proteine: 10,4g, Carboidrati: 59.6g, Grassi: 2,9 g

30.   Cavolini di Bruxelles stufati

Ingredienti:

1 tazza di fagioli verdi, tritati

1 tazza di cavolini di Bruxelles, tritati

2 tazze di brodo vegetale

1 carota grande, tritata

1 tazza di patate dolci, tritate

1 grande pomodoro a dadini

2 cucchiai di concentrato di pomodoro

1 cucchiaino di pepe di Caienna, in polvere

¼ cucchiaino di pepe nero macinato

2 cucchiai di olio d'oliva

1 cucchiaino di timo essiccato, macinato

Preparazione:

Mettere le patate dolci in una pentola di acqua bollente. Cuocere per 10 minuti e poi togliere dal fuoco. Scolare e mettere da parte.

Preriscaldare l'olio in una pentola dal fondo pesante su una temperatura medio-alta. Aggiungere i cavoli di Bruxelles, carote e fagiolini. Cuocere per 5 minuti, mescolando ogni tanto. Ora, versare il brodo e aggiungere il pomodoro. Mescolare e cuocere per 10 minuti. Ridurre il fuoco al minimo.

Aggiungere la passata di pomodoro e cospargere con pepe, pepe di cayenna, e timo.

Cuocere per altri 5 minuti e togliere dal fuoco.

Buon appetito!

Informazioni nutrizionali per porzione: Kcal: 133, Proteine: 4.2g, Carboidrati: 16.3g, Grassi: 6,5 g

31. Trota con purea di patate

Ingredienti:

1 lb di filetti di trota

1 tazza di patate dolci, tritate

½ tazza di cipolle, tritata finemente

3 cucchiai di olio d'oliva

2 cucchiai di succo di limone, appena spremuto

3 spicchi aglio, schiacciati

½ cucchiaino di pepe nero macinato

1 cucchiaio di rosmarino fresco tritato finemente

1 cucchiaino di aceto balsamico

Preparazione:

Mettere le patate tagliate in una pentola di acqua bollente e cuocere per 10 minuti. Togliere dal fuoco e scolare bene. Mettere da parte.

In una piccola ciotola, unire l'olio d'oliva, succo di limone, aglio, pepe e rosmarino. Mescolare bene per unire e mettere da parte.

Preriscaldare il grill ad una temperatura medio-alta. Spennellare i filetti con la marinata e grigliare 3-4 minuti per lato. Spennellare di tanto in tanto quando si asciugano. Trasferire i filetti in una ciotola e coprire con un coperchio. Mettere da parte.

Ora, mettere le patate e la marinata restante in un robot da cucina. Amalgamare bene e mettere da parte.

Servite i filetti con la purea di patate.

Informazioni nutrizionali per porzione: Kcal: 363, Proteine: 31.3g, Carboidrati: 13g, Grassi: 20.4g

32. Cavolo e anguria

Ingredienti:

1 tazza di cavolo fresco tritato

1 tazza di pezzi di cocomero

1 cucchiaino di curcuma, in polvere

1 cucchiaio di miele liquido

½ tazza di panna acida, a basso contenuto di grassi

Preparazione:

Lavare il cavolo accuratamente sotto acqua corrente fredda. Scolare e tritare. Mettere da parte.

Sbucciare l'anguria longitudinalmente a metà. Tagliare una grande fetta e sbucciarla. Tritare ed eliminare i semi. Mettere da parte.

Ora, unire cavoli, anguria, curcuma, miele e panna acida in un robot da cucina o un frullatore. Frullare per ottenere un impasto liscio e cremoso. Trasferire nei bicchieri e conservare in frigorifero per 15 minuti prima di servire.

Buon appetito!

Informazioni nutrizionali per porzione: Kcal: 198, Proteine: 3.4g, Carboidrati: 21g, Grassi: 12.3g

33.   Insalata kiwi e lampone

Ingredienti:

2 grandi kiwi, tritati

1 tazza di lamponi

1 tazza di cocomero, tritato

1 grande pesca, tritata

2 cucchiai di succo di limone, appena spremuto

2 cucchiai di succo d'arancia, appena spremuto

2 cucchiai di noci, tritate grossolanamente

Preparazione:

In una piccola ciotola, unire il succo di limone, succo d'arancia, e noci. Mescolare e mettere da parte.

Lavare la pesca e tagliarla a metà. Rimuovere il nocciolo e tagliarla a bocconcini. Lavare i lamponi sotto l'acqua fredda. Sbucciare i kiwi e tagliarli longitudinalmente a metà.

Tagliare l'anguria a metà. Tagliare una grande fetta e sbucciarla. Eliminare i semi e riempire la tazza. Avvolgere il resto in un foglio di plastica e conservare in frigorifero.

Ora, unire kiwi, lamponi, anguria e pesche in una grande insalatiera. Irrorare con il condimento e mescolare bene per unire tutti gli ingredienti.

Mettere in frigorifero per 15 minuti prima di servire.

Informazioni nutrizionali per porzione: Kcal: 126, Proteine: 3.2g, Carboidrati: 22.6g, Grassi: 3.9g

34.   Pollo con riso integrale

Ingredienti:

1 lb di petti di pollo, senza pelle e disossati

1 tazza di riso integrale

¼ tazza di cipolle, tritate finemente

1 carota piccola, affettata

2 cucchiai di olio d'oliva

¼ cucchiaino di curcuma, in polvere

¼ cucchiaino di pepe nero macinato

¼ cucchiaino di origano secco, macinato

Preparazione:

Mettere il riso in una pentola dal fondo pesante. Aggiungere 3 tazze di acqua e portare ad ebollizione. Cuocere per 15 minuti, poi abbassare il fuoco al minimo. Incorporare la curcuma e cuocere per 2 minuti. Togliere dal fuoco. Incorporare le cipolle e mettere da parte.

Preriscaldare l'olio in una padella a temperatura medio-alta. Aggiungere cipolle e carote e cuocere per 3-4 minuti.

Ora, aggiungere la carne e cospargere con un po' di pepe e origano. Far cuocere per circa 4-5 minuti o fino al grado di cottura desiderato. Togliere dal fuoco e versare in un piatto di portata.

Servire i petti di pollo con il riso.

Informazioni nutrizionali per porzione: Kcal: 456, Proteine: 36.6g, Carboidrati: 38.1g, Grassi: 16.7g

35.   Muffin verdi

Ingredienti:

2 tazze di farina di grano saraceno

¼ tazza di spinaci

1 cucchiaio di panna acida light

1 cucchiaio di lievito in polvere

1 tazza di latte, magro

2 uova grandi

Preparazione:

Preriscaldare il forno a 300 ° F.

In una grande ciotola, unire la farina e il lievito. Mettere da parte.

In una ciotola, unire uova, panna acida, e latte. Sbattere bene e mettere da parte.

Utilizzando un miscelatore elettrico a mano, mescolare delicatamente il composto di uova nella miscela di farina. Infine, aggiungere gli spinaci e mescolare fino ad ottenere una bella pasta liscia.

Inserire la miscela negli stampi da muffin. Mettere in forno e cuocere per circa 20-25 minuti.

Servire caldo.

Informazioni nutrizionali per porzione: Kcal: 185, Proteine: 8,6 g, carboidrati: 31.7g, Grassi: 4.2g

36. Stufato di pomodoro e melanzana

Ingredienti:

2 grossi pomodori, pelati a dadini

1 piccola melanzana, tritata

1 peperone rosso di medie dimensioni, tritato

1 tazza di patate dolci, tritate

2 spicchi d'aglio, schiacciati

3 cucchiai di olio d'oliva

½ cucchiaino di pepe nero macinato

1 cucchiaino di sale

Preparazione:

Sbucciare le melanzane e tagliarle in piccoli pezzi. Metterle in una ciotola capiente e generosamente cospargere di sale. Mettere da parte per 15 minuti per sbarazzarsi dell'amarezza della melanzana. Sciacquare bene e asciugare con un carta da cucina. Mettere da parte.

Lavare, sbucciare, tagliare le altre verdure. Sciacquare bene le melanzane e mettere in una pentola di coccio insieme con le altre verdure. Cospargere con pepe e versare acqua sufficiente a coprire tutti gli ingredienti.

Coprire con un coperchio e cuocere per 2 ore a bassa temperatura, mescolando ogni tanto.

Informazioni nutrizionali per porzione: Kcal: 153, Proteine: 2.3g, Carboidrati: 18.9g, Grassi: 8,8 g

37. Filetti di sgombro marinato

Ingredienti:

1 lb di filetti di sgombro

4 spicchi d'aglio, schiacciati

2 cucchiai di prezzemolo fresco tritato finemente

½ bicchiere di olio

2 cucchiai di succo di limone, appena spremuto

¼ cucchiaino di pepe nero, macinato al momento

1 cucchiaio di rosmarino fresco tritato finemente

1 cucchiaino di aceto balsamico

Preparazione:

In una grande ciotola, unire aglio, olio, limone, pepe, rosmarino, e aceto. Mescolare bene e immergere i filetti in questa marinata. Coprire con un foglio di plastica e conservare in frigorifero per circa 30 minuti.

Preriscaldare il grill ad una temperatura medio-alta. Scolare i filetti e togliere la marinata. Grigliare per 4-5 minuti per lato, o fino a cottura desiderata.

Servire il pesce con alcune verdure al vapore o alla griglia.

Informazioni nutrizionali per porzione: Kcal: 490, Proteine: 36.5g, Carboidrati: 2,5 g, Grassi: 36.6g

38. Zuppa di crema verde

Ingredienti:

1 tazza di broccoli freschi tritati

1 tazza di cavolfiore, tritato

4 cucchiai di prezzemolo fresco tritato finemente

¼ di cucchiaino di peperoncino, in polvere

1 cucchiaino di timo essiccato, macinato

½ tazza di latte magro

Preparazione:

Mettere broccoli e cavolfiori in una pentola dal fondo pesante. Aggiungere acqua sufficiente a coprire tutti gli ingredienti e portare ad ebollizione. Cuocere per 5 minuti, o finché sono teneri. Togliere dal fuoco e scolare bene. Mettere da parte a raffreddare per un po'.

Trasferire broccoli e cavolfiori in un frullatore. Aggiungere ½ tazza di acqua e cospargere con peperoncino. Frullare per creare una purea e trasferire in una pentola dal fondo pesante.

Aggiungere 2 tazze di acqua e cospargere di prezzemolo tritato. Portare ad ebollizione e ridurre il fuoco al minimo. Cuocere per 2 minuti. Aggiungere il latte e dare una buona mescolata. Cuocere per riscaldare il tutto.

Servire caldo.

Informazioni nutrizionali per porzione: Kcal: 490, Proteine: 36.5g, Carboidrati: 2,5 g, Grassi: 36.6g

39. Insalata fresca estiva

Ingredienti:

2 grossi pomodori tritati

1 tazza di lattuga romana, tritata grossolanamente

1 grande peperone verde, a fette

1 piccola cipolla rossa, affettata

1 piccolo cetriolo, a fette

1 cucchiaio di aceto balsamico

3 cucchiai di olio extravergine d'oliva

1 cucchiaio di prezzemolo fresco tritato finemente

1 cucchiaino di mix di condimento italiano

Preparazione:

Lavare i pomodori e metterli in una grande insalatiera. Tagliare a piccoli pezzi.

Lavare la lattuga accuratamente sotto acqua corrente fredda e scolare. Tritarla grossolanamente e aggiungerla alla ciotola.

Lavare il peperone verde e tagliarlo a metà. Togliere i semi, tagliarlo, e aggiungerlo alla ciotola.

Sbucciare le cipolle e tagliarle a fettine sottili. Aggiungerle alla ciotola e mettere da parte.

Lavare il cetriolo e tagliarlo a fettine sottili e aggiungerlo alla ciotola.

Ora, unire aceto balsamico, olio d'oliva, prezzemolo, e mix di condimento italiano. Mescolare bene per amalgamare e versare sopra l'insalata. Condire bene tutti gli ingredienti.

Mettete in frigorifero per 15 minuti prima di servire e gustare.

Informazioni nutrizionali per porzione: Kcal: 238, Proteine: 1.9g, Carboidrati: 10,7 g, Grassi: 10.9g

40.   Vitello alla griglia con avocado e funghi

Ingredienti:

1 lb di vitello magro, tagliato a bocconcini

1 tazza di funghi cremini, tritati

1 tazza di avocado, sbucciato e tagliato

1 tazza di valeriana

1 pomodoro di medie dimensioni, tritato

1 cucchiaino di timo essiccato, macinato

¼ cucchiaino di pepe nero macinato

3 cucchiai di olio d'oliva

Preparazione:

Lavare la carne accuratamente e asciugarla con carta da cucina. Tagliarla a pezzetti e mettere da parte.

Preriscaldare l'olio in una grande casseruola antiaderente a temperatura medio-alta. Aggiungere la carne e cospargere con un po' di pepe. Cuocere per circa 5 minuti e poi aggiungere i funghi. Cospargere il tutto con timo e cuocere per 7-10 minuti ancora, o fino al grado di cottura desiderato. Togliere dal fuoco e mettere da parte.

Ora, unire avocado, pomodoro, e lattuga su un piatto da portata. Aggiungere carne e funghi e servire subito.

Informazioni nutrizionali per porzione: Kcal: 373, Proteine: 29.1g, Carboidrati: 5,7 g, Grassi: 26.3g

41. Insalata spinaci e carota

Ingredienti:

2 grandi carote, affettate

½ tazza di spinaci freschi, strappati

1 grosso pomodoro, tritato

2 oz di mirtilli

4 cucchiai di succo di limone, appena spremuto

2 cucchiai di succo d'arancia, appena spremuto

¼ di cucchiaino di cumino, in polvere

1 cucchiaino di senape gialla

Preparazione:

In una piccola ciotola, unire succo di limone, succo d'arancia, cumino e senape. Mescolare bene per amalgamare e mettere da parte.

In una grande insalatiera, unire carote, spinaci, pomodoro, e mirtilli. Mescolare bene una volta, poi condire con la marinata e rimescolare per bene.

Mettere in frigorifero per 10 minuti prima di servire.

Buon appetito!

Informazioni nutrizionali per porzione: Kcal: 81, Proteine: 2.3g, Carboidrati: 17,5 g, Grassi: 0.7g

42.   Farina d'avena e noci

Ingredienti:

1 cucchiaio di noci tritate grossolanamente

1 tazza di avena

1 tazza di acqua

1 cucchiaio di miele

¼ di tazza di datteri, tritati

½ tazza di panna acida, a basso contenuto di grassi

Preparazione:

Unire acqua e farina d'avena in un pentolino a temperatura medio-alta. Portare ad ebollizione e cuocere per 2 minuti. Togliere dal fuoco e mettere da parte a raffreddare completamente.

Unire noci, datteri, miele e panna acida in una ciotola. Incorporare la farina d'avena cotta e trasferire nelle ciotole.

Buon appetito!

Informazioni nutrizionali per porzione: Kcal: 397, Proteine: 8,7 g, Carboidrati: 55.9g, Grassi: 17.1g

43. Melograno e mandorle dolci

Ingredienti:

1 melograno medio

1 tazza di yogurt, a basso contenuto di grassi

2 cucchiai di succo di limone, appena spremuto

1 cucchiaio di miele

1 cucchiaio di mandorle, tritate grossolanamente

Preparazione:

Con un coltello affilato, tagliare la parte superiore del melograno. Togliere ciascuna delle membrane bianche all'interno del frutto. Inserire i semi in una tazza e poi trasferirli in un robot da cucina.

Aggiungere lo yogurt, il succo di limone e il miele. Frullare fino ad ottenere un composto omogeneo e trasferire nei bicchieri. Guarnire con le mandorle e conservare in frigorifero per 20 minuti prima di servire.

Buon appetito!

Informazioni nutrizionali per porzione: Kcal: 190, Proteine: 8.3g, Carboidrati: 31.2g, Grassi: 3.1g

44.   Uova di gallina sbattute

Ingredienti:

10 once di filetti di pollo

4 uova grandi

1 piccola cipolla rossa, tritata finemente

1 peperone rosso di medie dimensioni, tritato

2 cucchiai di olio d'oliva

1 cucchiaio di prezzemolo fresco tritato finemente

1 cucchiaino di timo essiccato, macinato

Preparazione:

In una ciotola media, sbattere le uova e il prezzemolo. Mettere da parte.

Preriscaldare l'olio in una padella larga su una temperatura medio-alta. Aggiungere le cipolle e il pepe e cuocere per 3 minuti, o fino a quando le verdure sono tenere. Ora, aggiungere il pollo e cuocere per 5 minuti, mescolando ogni tanto.

Versare il composto di uova e diffondere in modo uniforme. Far cuocere per circa 3-4 minuti, o fino a quando sono ben cotte le uova.

Servire subito.

Informazioni nutrizionali per porzione: Kcal: 378, Proteine: 36.5g, Carboidrati: 6g, Grassi: 23.1g

45. Fagioli e mais

Ingredienti:

1 lb di fagioli, precotti

1 tazza di mais dolce

2 pomodori grandi, tagliati a dadini

4 cucchiai di concentrato di pomodoro

½ cucchiaino di origano secco, macinato

3 cucchiai di olio d'oliva

¼ cucchiaino di pepe nero macinato

Preparazione:

Mettere a bagno i fagioli per una notte. Sciacquare e scolare bene e poi metterli in una pentola profonda. Aggiungere circa 6 tazze di acqua e portare ad ebollizione. Ridurre il fuoco al minimo e far cuocere per 1 ora. Togliere dal fuoco e scolare bene. Mettere da parte.

Ora, preriscaldare l'olio in una padella a una temperatura medio-alta. Aggiungere i pomodori, il concentrato di pomodoro e circa ½ tazza di acqua. Cospargere con un po' di pepe e origano a piacere e mescolare bene. Cuocere per 5 minuti, mescolando continuamente.

Mettere i fagioli in un frullatore e aggiungere circa 2 cucchiai di miscela di pomodoro e 2 cucchiai di acqua. Frullare fino ad amalgamare bene. Trasferire i fagioli nella padella e mescolare tutto bene. Aggiungere il mais e cuocere per altri 5 minuti, mescolando continuamente.

Togliere dal fuoco e mettere da parte a raffreddare completamente. Mettete in frigorifero per 30 minuti prima di servire.

Informazioni nutrizionali per porzione: Kcal: 268, Proteine: 14.2g, Carboidrati: 41.8g, Grassi: 6.2g

46.　Patate dolci con cavolo

Ingredienti:

1 tazza di patata dolce, tritata

1 tazza di cavolo, tritato

1 carota grande, a pezzi

1 piccola cipolla, tritata finemente

2 spicchi d'aglio, schiacciati

2 cucchiai di olio d'oliva

Preparazione:

Lavare il cavolo accuratamente sotto acqua corrente fredda. Tritarlo grossolanamente e mettere da parte.

Sbucciare le patate dolci e tagliarle a bocconcini. Riempire la tazza e tenere il resto per qualche altra ricetta. Ora, mettere le patate in una pentola di acqua bollente e cuocere per 15 minuti, o finché sono tenere. Togliere dal fuoco e scolare.

Preriscaldare l'olio in una padella a temperatura medio-alta. Aggiungere l'aglio, la carota, e la cipolla e cuocere per 3 minuti, o fino a quando la carota è tenera. Aggiungere le patate e il cavolo e cuocere per altri 5 minuti. Togliere dal fuoco e servire subito.

Buon appetito!

Informazioni nutrizionali per porzione: Kcal: 250, Proteine: 3.4g, Carboidrati: 29.7g, Grassi: 14.4g

47. Sardine marinate

Ingredienti:

1 lb di sardine fresche, pulite

1 cucchiaino di rosmarino essiccato, tritato

1 cucchiaio di prezzemolo fresco tritato finemente

1 tazza di olio d'oliva

2 spicchi d'aglio, schiacciati

¼ cucchiaino di pepe nero macinato

2 cucchiai di succo di limone, appena spremuto

Preparazione:

Mettere il pesce in un grande colino e lavare sotto l'acqua fredda corrente. Asciugare con carta da cucina e mettere da parte.

In una grande ciotola, unire olio, prezzemolo, rosmarino, aglio, pepe e succo di limone. Mescolare bene per fondere e immergere il pesce in questa marinata. Coprire con un coperchio o avvolgere la parte superiore con un foglio di plastica e conservare in frigorifero per 1 ora.

Preriscaldare il grill ad una temperatura medio-alta. Mettere il pesce e grigliare circa 3-4 minuti su ogni lato, o fino al grado di cottura desiderato. Spennellare il pesce con la marinata mentre griglia.

Togliere dal grill e servire con insalata di patate o verdure al vapore.

Informazioni nutrizionali per porzione: Kcal: 442, Proteine: 37,5 g, carboidrati: 1.3g, Grassi: 31.5g

48. Casseruola verde

Ingredienti:

1 tazza di cavolo, tritato

1 tazza di cavolfiore, tritato

1 grande pomodoro a dadini

½ bicchiere di crema di formaggio light

½ tazza di latte, a basso contenuto di grassi

4 grandi uova sbattute

1 cucchiaino di origano secco, macinato

1 cucchiaio di prezzemolo fresco tritato finemente

¼ cucchiaino di peperoncino, in polvere

Preparazione:

Preriscaldare il forno a 400 °F.

In primo luogo, coprire con carta da forno una casseruola.

Unire cavolo e cavolfiore in un colino. Lavare abbondantemente con acqua fredda e scolare. Tritarli e metterli in una pentola profonda. Aggiungere circa 2 tazze di acqua e portare ad ebollizione. Ridurre il fuoco al minimo e far cuocere per 5 minuti. Togliere dal fuoco.

Scolare e trasferire in una casseruola insieme al pomodoro. Mettere da parte.

Ora, montare le uova con il latte e il formaggio in una ciotola media. Cospargere di origano, prezzemolo e pepe e mescolare con la frusta elettrica a mano. Versare il composto sopra le verdure e mettere in forno.

Cuocere per circa 20 minuti, o fino al grado di cottura desiderato. Togliere dal forno e lasciar raffreddare per un po' prima di tagliare e servire.

Buon appetito!

Informazioni nutrizionali per porzione: Kcal: 211, Proteine: 10.8g, Carboidrati: 7,7 g, Grassi: 15.9g

49. Bistecche di manzo e uova

Ingredienti:

1 lb di carne di manzo magra

½ tazza di pangrattato

2 fette di pane di grano saraceno

1 piccola cipolla, tritata finemente

1 peperone rosso tritato

2 uova grandi

2 cucchiai di prezzemolo fresco tritato finemente

¼ cucchiaino di pepe nero macinato

Preparazione:

Preriscaldare il forno a 375 ° F. Mettere un po' di carta da forno su una grande teglia da forno e mettere da parte.

Immergere le fette di pane in una tazza e mezza di acqua per 1 minuto. Spremere l'acqua con le mani e posizionarle in una ciotola grande. Aggiungere carne bovina, cipolla, peperone rosso, le uova, il prezzemolo e il pepe. Mescolare bene con le mani, stringendo la miscela per ottenere una bella pasta.

Stendere il pangrattato in una grande teglia da forno. Formare piccole bistecche e rotolarle nel pangrattato.

Mettere le bistecche su una teglia da forno. Cuocere per 30 minuti, o fino al grado di cottura desiderato. Togliere dal forno e servire caldo.

Informazioni nutrizionali per porzione: Kcal: 329, Proteine: 40.2g, Carboidrati: 16.3g, Grassi: 10.5g

50. Stufato di verdure

Ingredienti:

7 oz di cavolo tritato,

7 oz di cavolfiore, tritato

7 oz di porri tritati

4 spicchi d'aglio, schiacciati

1 piccola cipolla

2 cucchiai di olio d'oliva

1 cucchiaio di aceto balsamico

¼ cucchiaino di pepe nero macinato

Preparazione:

Unire cavolo, cavolfiore, porri in un grande colino. Lavare abbondantemente con acqua fredda e scolare bene. Tritare e mettere da parte.

Mettere tutte le verdure in una pentola profonda. Aggiungere acqua sufficiente a coprire tutti gli ingredienti e portare ad ebollizione. Cuocere per 2 minuti e poi togliere dal fuoco. Scolare e mettere da parte.

Preriscaldare l'olio in una padella a temperatura medio-alta. Aggiungere le cipolle e l'aglio e soffriggere fino a doratura. Ora, aggiungere le verdure e condire con l'aceto. Cospargere con un po' di pepe e ridurre la fiamma al minimo. Cuocere per 4-5 minuti, mescolando ogni tanto. Rimuovere dal fuoco e servire.

Informazioni nutrizionali per porzione: Kcal: 188, Proteine: 4.9g, Carboidrati: 23.6g, Grassi: 10g

51. Filetti rossi di tacchino

Ingredienti:

1 lb di filetti di tacchino

1 cucchiaino di pepe di Caienna, in polvere

½ cucchiaino di timo essiccato

1 tazza di brodo di pollo

2 cucchiai di farina di grano saraceno

2 cucchiai di olio d'oliva

1 cucchiaino di aceto balsamico

Preparazione:

Lavare la carne sotto acqua corrente fredda e asciugarla con carta da cucina. Mettere da parte.

In una grande ciotola, unire il brodo di pollo, farina, aceto, pepe di cayenna, e timo. Mescolare bene per amalgamare e mettere da parte.

Preriscaldare l'olio in una padella a temperatura medio-alta. Aggiungere l'aglio e soffriggere per 3 minuti, o fino a doratura. Aggiungere la carne e cuocere per 5 minuti su ogni lato, o fino al grado di cottura desiderato. Versare il brodo e cuocere fino a quando si sarà riscaldato.

Togliere dal fuoco e servire subito.

Informazioni nutrizionali per porzione: Kcal: 277, Proteine: 34.9g, Carboidrati: 3.2g, Grassi: 13.2g

52. Frittata con patate dolci

Ingredienti:

1 tazza di patate dolci, tritate

1 tazza di sedano, tritato

5 grandi uova sbattute

2 cucchiai di latte, a basso contenuto di grassi

1 cucchiaio di prezzemolo fresco tritato finemente

1 cucchiaino di olio vegetale

Preparazione:

Mettere le patate in una pentola di acqua bollente. Cuocere per 10 minuti, o fino a quando saranno morbide. Togliere dal fuoco e scolare. Mettere da parte a raffreddare per un po'.

In una grande ciotola, sbattere le uova con il latte e prezzemolo. Mescolare per amalgamare e mettere da parte.

Nel frattempo, preriscaldare l'olio in una padella larga a temperatura medio-alta. Aggiungere il sedano e lasciar cuocere per circa 3-4 minuti, o fino a quando sarà morbido. Versare il composto di uova e continuare a cuocere per altri 3-4 minuti, o fino a quando le uova sono ben cotte.

Togliere dal fuoco e ripiegare la frittata a metà. Servire subito.

Informazioni nutrizionali per porzione: Kcal: 202, Proteine: 11.8g, Carboidrati: 16.2g, Grassi: 10.2g

53. Asparagi con aglio

Ingredienti:

1 lb di asparagi, tagliati e tritati

4 spicchi di aglio, tritati

½ tazza di panna acida, a basso contenuto di grassi

1 cucchiaio di succo di limone, appena spremuto

1 cucchiaino di timo essiccato, macinato

¼ cucchiaino di pepe nero macinato

2 cucchiai di olio extravergine d'oliva

Preparazione:

In una ciotola media, unire la panna acida, il succo di limone, timo, pepe e 1 cucchiaio di olio. Mescolare per amalgamare e mettere da parte.

Preriscaldare l'olio rimasto in una padella a temperatura medio-alta. Aggiungere l'aglio e soffriggere per 2 minuti e poi aggiungere gli asparagi tritati. Cuocere per 3 minuti e versare il composto di panna acida. Cuocere fino a quando sarà tutto caldo e togliere dal fuoco.

Servire caldo.

Informazioni nutrizionali per porzione: Kcal: 121, Proteine: 4.9g, Carboidrati: 9.3g, Grassi: 8.3g

54.   Bistecche di vitello con peperoni

Ingredienti:

1 lb di bistecche di vitello magra

2 cucchiai di olio d'oliva

1 cucchiaio di succo di limone, appena spremuto

3 spicchi d'aglio, tritati

1 cucchiaino di aceto balsamico

1 grande peperone giallo, tritato

¼ cucchiaino di pepe nero, macinato al momento

1 cucchiaino di timo essiccato, macinato

Preparazione:

Lavare le bistecche sotto l'acqua corrente fredda e asciugare con carta da cucina. Mettere da parte.

In una piccola ciotola, unire succo di limone, aceto, e timo. Mescolare per amalgamare. Preriscaldare l'olio in una casseruola a temperatura medio-alta. Aggiungere le bistecche e cuocere per 10 minuti su ogni lato. Versare il condimento e cuocere per 1 minuto ancora.

Togliere dal fuoco e servire con peperone fresco. Buon appetito!

Informazioni nutrizionali per porzione: Kcal: 365, Proteine: 40,5g, Carboidrati: 4,5 g, Grassi: 20g

55.   Insalata fragola e mirtillo

Ingredienti:

1 tazza di fragole, tritate

1 tazza di mirtilli, tritati

1 grande banana, affettata

1 carota grande, a pezzi

2 cucchiai di noci, tritate grossolanamente

2 cucchiai di mandorle, tritate grossolanamente

2 cucchiai di succo di limone, appena spremuto

2 cucchiai di succo d'arancia, appena spremuto

Preparazione:

Lavare fragole e mirtilli sotto l'acqua fredda con un grande colino. Scolare e tagliare le fragole a pezzi piccoli e mettere da parte.

Lavare la carota e sbucciarla. Tagliarla a fette e mettere da parte. Sbucciare la banana e tagliarla a fettine sottili. Mettere da parte.

In una piccola ciotola, unire il succo di limone, succo d'arancia, mandorle, e noci. Mescolare e mettere da parte.

Mettere fragole tritate, mirtilli, carota, e banane in una grande insalatiera. Irrorare con il condimento già fatto e mescolare bene per ricoprire tutti gli ingredienti.

Mettere in frigorifero per 15 minuti prima di servire.

Informazioni nutrizionali per porzione: Kcal: 195, Proteine: 3.6g, Carboidrati: 26.1g, Grassi: 5,6 g

56. Pollo in umido con cavolfiore

Ingredienti:

1 lb di petti di pollo, senza pelle e disossato

1 tazza di cavolfiore, tritato

½ tazza di broccoli, tritati

1 tazza di brodo di pollo

½ tazza di concentrato di pomodoro

2 cucchiai di olio d'oliva

3 spicchi d'aglio, tritati

½ cucchiaino di curcuma, in polvere

¼ cucchiaino di pepe nero macinato

Preparazione:

Lavare la carne sotto acqua corrente fredda e asciugarla con carta da cucina. Tagliare a pezzi piccoli e mettere da parte.

Mettere cavolfiori e broccoli in una pentola di acqua bollente. Cuocere per 10 minuti e poi togliere dal fuoco. Scolare bene e mettere da parte.

Preriscaldare l'olio in una pentola dal fondo pesante su una temperatura medio-alta. Aggiungere la carne e far cuocere per 5-7 minuti, o fino a doratura.

Mescolare delicatamente nel brodo e concentrato di pomodoro. Portare ad ebollizione e poi abbassare il fuoco al minimo. Aggiungere cavolfiore e broccoli e cospargere con un po' di curcuma e pepe. Continuare la cottura per altri 5 minuti, poi togliere dal fuoco.

Servire caldo.

Informazioni nutrizionali per porzione: Kcal: 256, Proteine: 28.3g, Carboidrati: 7,6 g, Grassi: 12.6g

57. Succo carota e cetriolo

Ingredienti:

2 carote grandi, tritate

1 grande cetriolo tritato

1 grande mela verde, tagliata in bocconcini

½ tazza di yogurt greco, a basso contenuto di grassi

½ cucchiaino di cannella, in polvere

1 cucchiaio di mandorle, tritate grossolanamente

Preparazione:

Lavare e sbucciare le carote e i cetrioli. Tagliarli a fette sottili e mettere da parte.

Lavare la mela e rimuovere il nocciolo. Tagliare a pezzi piccoli e mettere da parte.

Ora, unire carote, cetrioli, mele, yogurt, cannella e miele in un robot da cucina. Frullare fino ad ottenere una consistenza liscia e cremosa. Trasferire nei bicchieri e guarnire con le mandorle.

Mettete in frigorifero per 15 minuti prima di servire.

Informazioni nutrizionali per porzione: Kcal: 117, Proteine: 5,8 g, carboidrati: 21g, Grassi: 2g

58. Barrette di frutta congelate

Ingredienti:

½ tazza di more

1 tazza di ciliegie, snocciolate e tritate

½ tazza di uva passa

½ tazza di fiocchi d'avena

1 cucchiaio di miele

½ tazza di olio di cocco

2 tazze di crema di formaggio, a basso contenuto di grassi

Preparazione:

Lavare e preparare i frutti.

In una grande ciotola, unire tutti gli ingredienti tranne il miele e mescolare con un miscelatore elettrico. Frullare fino ad amalgamare bene.

Stendere l'impasto su un grande foglio di cottura. Regolare lo spessore delle barrette con la profondità del piatto.

Congelare per almeno 2 ore e poi servire.

È inoltre possibile versare il composto nelle coppette con un bastoncino per i ghiaccioli e godersi un ottimo gelato alla frutta!

Informazioni nutrizionali per porzione: Kcal: 314, Proteine: 4.4g, Carboidrati: 15g, Grassi: 27.4g

ALTRI TITOLI DELL'AUTORE

70 Ricette efficaci per prevenire e risolvere i tuoi problemi di sovrappeso: brucia calorie velocemente utilizzando una dieta corretta e un'alimentazione intelligente

Di

Joe Correa CSN

48 Ricette per eliminare l'acne: Il percorso veloce e naturale per eliminare i tuoi problemi di acne in 10 giorni o meno!

Di

Joe Correa CSN

41 Ricette per la prevenzione dell'Alzheimer: riduci il rischio di sviluppare l'Alzheimer in modo naturale!

Di

Joe Correa CSN

70 Ricette efficaci contro il tumore alla mammella: previeni e combatti il cancro al seno con una nutrizione intelligente e gli alimenti corretti

Di

Joe Correa CSN

www.ingramcontent.com/pod-product-compliance
Lightning Source LLC
Chambersburg PA
CBHW072159280526
45788CB00002B/805